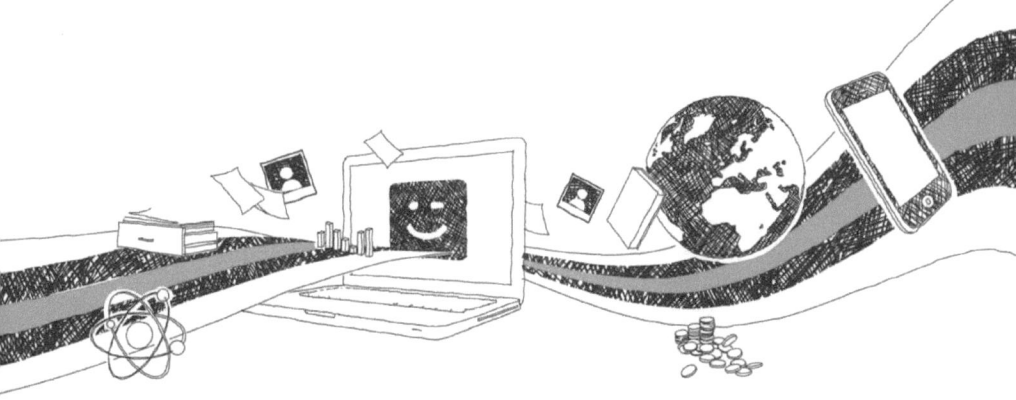
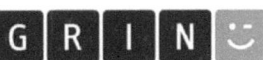

Gerald Schmola

Spendergemeinschaften auf Gegenseitigkeit in der Organspende

Clublösungen als Möglichkeit zur Erhöhung der Spendebereitschaft

GRIN Verlag

Bibliografische Information der Deutschen Nationalbibliothek:

Die Deutsche Bibliothek verzeichnet diese Publikation in der Deutschen National-
bibliografie; detaillierte bibliografische Daten sind im Internet über http://dnb.d-
nb.de/ abrufbar.

Impressum:

Copyright © 2010 GRIN Verlag GmbH
Druck und Bindung: Books on Demand GmbH, Norderstedt Germany
ISBN: 978-3-640-72188-7

Dieses Buch bei GRIN:

http://www.grin.com/de/e-book/156756/spendergemeinschaften-auf-gegenseitigkeit-
in-der-organspende

GRIN - Your knowledge has value

Der GRIN Verlag publiziert seit 1998 wissenschaftliche Arbeiten von Studenten, Hochschullehrern und anderen Akademikern als eBook und gedrucktes Buch. Die Verlagswebsite www.grin.com ist die ideale Plattform zur Veröffentlichung von Hausarbeiten, Abschlussarbeiten, wissenschaftlichen Aufsätzen, Dissertationen und Fachbüchern.

Besuchen Sie uns im Internet:

http://www.grin.com/

http://www.facebook.com/grincom

http://www.twitter.com/grin_com

Prof. Dr. Gerald Schmola

Spendergemeinschaften auf Gegenseitigkeit in der Organspende:

Clublösungen als Möglichkeit zur Erhöhung der Spendebereitschaft und Fairness in der Organvergabe

Inhaltsverzeichnis:

Abkürzungsverzeichnis:

GKV	Gesetzliche Krankenversicherung
PKV	Private Krankenversicherung
TPG	Transplantationsgesetz

Abbildungsverzeichnis:

1. Problemstellung

Aufgrund der rasanten Fortschritte der Transplantationsmedizin stellt sich immer weniger die Frage, ob mit Hilfe einer Transplantation das Leben eines Patienten gerettet werden kann, vielmehr ist es fraglich, wer ein Organ erhalten kann (vgl. Gubernatis G., 1997, S. 15). Derzeit warten in Deutschland etwa 12.000 Menschen auf ein Spenderorgan. Beispielsweise ist der Bedarf an Nieren etwa dreimal so hoch, wie derzeit Transplantate zur Verfügung stehen (vgl. www.dso.de). Das Gebiet der Organtransplantation ist folglich durch den Mangel an Spenderorganen und durch die dadurch notwendige Rationierung belastet. Dafür ist das Fehlen der individuellen Spendebereitschaft zumindest mitverantwortlich, was daraus resultierten könnte, dass die eigene Spendebereitschaft derzeit bei der Frage der Organverteilung nicht berücksichtigt wird. Letztendlich stellt eine Zuteilung der Organe unabhängig von der eigenen Spendebereitschaft eine Einladung zum Trittbrettfahren dar. Es ist daher zu überdenken, inwiefern von einer kollektiven Verpflichtung zur Hilfeleistung ausgegangen werden kann (vgl. Kliemt H., 1993, S. 269 und S. 274).

Grundsätzlich steht zur Disposition, wem die Organe eigentlich gehören (vgl. Kliemt H., 1997, S. 271f.). Obwohl diese Frage primär absurd erscheint, denn was läge näher, dass jeder lebende Mensch selbst Besitzer und Eigentümer seiner Organe ist, wird dem Individuum keineswegs eindeutig ein Recht an seinen Organen zugestanden. Vielmehr werden sie im Todesfall weitgehend als Gemeineigentum angesehen. Die Organe eines Lebenden werden zudem als unveräußerlich betrachtet, womit sie wiederum politischen Rechten näher gestellt sind, als Eigentumsrechten im engeren Sinne.

Nicht alle Patienten, die ein neues Organ benötigen, können auf die derzeit geführten Wartelisten aufgenommen werden. Ursache hierfür kann sein, dass das Risiko der Transplantation und ihrer Nachbehandlung zu hoch ist oder die Erfolgsaussichten zu schlecht sind. Verpflichtend dabei ist es nach § 16 Transplantationsgesetz (TPG), dass die Gründe für oder gegen die Aufnahme dokumentiert und den Patienten mitgeteilt werden. In den Richtlinien zur Organtransplantation gem. § 16 Abs. 1 S. 1 Nrn. 2und 5 TPG – Regeln zur Aufnahme in die Warteliste und zur Organvermittlung werden unter anderem organspezifische Grundsätze für die Aufnahme auf die Warteliste durch die Bundesärztekammer festgelegt (die Richtlinien in der jeweils gültigen Fassung können von der Homepage der Bundesärztekammer unter www.baek.de abgerufen werden).

Im Ort Leiden in den Niederlanden werden sämtliche für eine Vermittlung notwendigen Patientendaten durch die dort ansässige Vermittlungsstelle Eurotransplant gesammelt. Eurotransplant führt für die Länder Niederlande, Belgien, Luxemburg, Österreich, Slowenien, Kroatien und Deutschland gemeinsame Wartelisten. Ziel der Vermittlungsstelle ist es, in dringenden Fällen möglichst rasch ein passendes Organ finden zu können und durch die Vergrößerung des Pools an Organen immunologisch möglichst passende Organe zu vermitteln. Hierdurch können die Vermittlungswahrscheinlichkeit sowie die Erfolgsaussicht einer Transplantation erhöht werden. Für die Vermittlung an deutsche Patienten existieren wiederum die bereits angesprochenen Richtlinien der Bundesärztekammer.

Unabhängig von der Organisation der Aufnahme auf die Warteliste stellt sich jedoch eine zentrale Erfolgsfrage der Bemühungen: Wie kann die Anzahl der zur Verfügung stehenden Organe optimiert werden? Grundsätzlich können als potentielle postmortale Organspender die Menschen angesehen werden, bei denen der Hirntod nach den dafür jeweils gültigen Richtlinien der Bundesärztekammer festgestellt worden ist und bei denen keine medizinischen Ausschlussgründe zur Organspende bezüglich der Organfunktion oder der Gefährdung des Empfängers durch übertragbare Krankheiten vorliegen.

Bei der Regelung um die Ausgestaltung der Spende selbst werden im Wesentlichen drei Lösungswege diskutiert:

Bei der **Zustimmungslösung** ist für die Organentnahme die ausdrückliche Zustimmung des Verstorbenen (= enge Zustimmungslösung) oder ersatzweise die Zustimmung der Angehörigen (= erweiterte Zustimmungslösung) nötig.

Die **Widerspruchslösung** beinhaltet, dass eine Entnahme von Organen grundsätzlich zulässig ist, solange der Verstorbene zu Lebzeiten einer Entnahme nicht ausdrücklich widersprochen hat.

Zu letzt besteht noch die Option der **Informationslösung**, bei der bei Nichtvorlage einer Erklärung seitens des Verstorbenen die Verwandten über eine geplante Entnahme informiert werden und ihr innerhalb einer gewissen Frist widersprechen können.

Allen drei Lösungen ist gemeinsam, dass sie den Individuen das Recht zugestehen, nach ihrem Tod die Entnahme von Organen zu verweigern. Allerdings dürfen sie auch nur eine Entscheidung treffen, ihre Organe einem gemeinsamen Pool zur Verfügung zu stellen, weitergehende Einschränkungen sind dagegen nicht möglich. Die gespendeten Organe werden somit als Gemeinschaftseigentum angesehen. Bei einer ethischen Diskussion um die Wahl einer der oben skizzierten Lösungen müssen immer zwei Kriterien Berücksichtigung finden: Zum einen gilt es das Aufkommen an Spenderorganen zu maximieren, um das Leid potentieller Organempfänger lindern zu können, zum anderen muss der Respekt vor dem Willen des Verstorbenen gewahrt bleiben, so dass ein Eingriff in seine Verfügungsgewalt über seinen Körper auch über den Tod hinaus vermieden werden soll. Bei den drei oben skizzierten Lösungsansätzen besteht ein scheinbarer Zielkonflikt zwischen den beiden Kriterien: Je strenger man versucht die Entscheidungsautonomie des Spenders zu wahren, desto geringer ist das Aufkommen an Organen (vgl. Breyer F./Kliemt H., 1995, S. 135ff.). Ursächlich für diesen Zusammenhang könnte die geringe Motivation von gesunden Bürgern sein, sich freiwillig und vor allem ohne einen Anspruch auf eine Gegenleistung zur Organspende im Todesfall bereit zu erklären.

Nachfolgende Abbildung zeigt den Zusammenhang zwischen dem Organaufkommen und der Achtung der persönlichen Rechte:

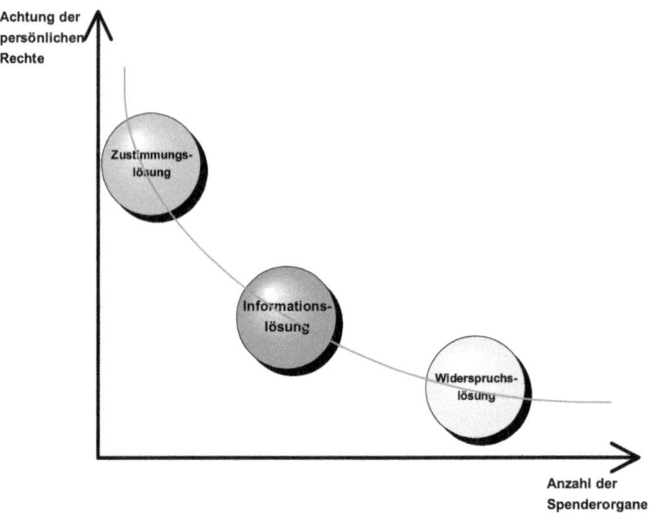

Abbildung 1: Zusammenhang Lösung, Rechte und Organaufkommen I

Quelle: Eigene Darstellung nach Breyer, F./Kliemt, H., Solidargemeinschaft der Organspender, S. 136.

Um den Zielkonflikt zu vermeiden, wäre ein viertes Modell, die Clublösung (oder Prioritäts-
lösung) denkbar, welches wesentlich vom Gedanken der Reziprozität geprägt ist. Der ers-
te bekannte Vorschlag dieser Art stammt aus dem Jahr 1967 von Lederberg, der in der
Washington Post vom 10. Dezember eine Gründung eines `Clubs auf Gegenseitigkeit´
anregte (vgl. Kliemt H., 1995, S. 153f.):

> „The happiest solution to legitimizing the supply of human organs for trans-
> plant would be to set up a machinery to register advance, positive voluntary
> consent, a club for mutual salvation. The membership contracts could allow
> some range of alternative criteria for when `donations´ would be permitted."

Grundsatz dieser Lösungsstrategie ist es, dass als Organempfänger die Personen mit Pri-
orität in Betracht kommen, die selber, als ihr Bedarf noch nicht feststand, sich zur Organspende bereit erklärt haben. Deshalb bilden potentielle Organspender und Organempfänger eine Vereinigung (vgl. Kliemt H., 1997, S. 276). In der Reziprozität liegt der eigene
Vorteil, selbst bevorzugt zu werden, wenn man Bedürftigkeit aufweist (vgl. Gubernatis G.,

1997, S. 21). Dadurch besteht die Möglichkeit, das Selbstinteresse an einer Organabgabe zu erhöhen (vgl. Hebborn A., 1998, S. 268).

Nachfolgend soll zunächst auf die ökonomischen Grundlagen einer solchen Clublösung näher eingegangen werden. Im Anschluss folgt eine grundsätzliche Diskussion von Vor- und Nachteilen einer Umsetzung dieser alternativen Organisation sowohl in Bezug auf Lebendspenden als auch auf postmortale Spenden.

2. Die Theorie des Clubs

2.1 Entstehung

Die Theorie des Clubs geht auf James M. Buchanans grundlegenden Artikel „An Econo-mic Theory of Clubs" (vgl. Buchanan J.M., 1965, S. 1ff.) zurück, in dem Buchanan einen Zusammenschluss von Menschen analysiert, die ein Schwimmbad gemeinsam betreiben und benutzen.

Buchanans Ausgangspunkt war Samuelsons polare Unterscheidung in öffentliche und pri-vate Güter (vgl. Samuelson P., 1954, S. 387ff.). Charakteristisch für öffentliche Güter ist die fehlende Möglichkeit, Personen vom Nutzen des Gutes auszuschließen (fehlende Möglichkeit des Ausschlusses) und die fehlende Rivalität im Konsum. Fehlende Rivalität bedeutet in diesem Zusammenhang, dass ein Gut durch die Nutzung einer Person A nicht endgültig verbraucht ist, sondern durch andere Personen ebenso noch konsumiert werden kann. Private Güter kennzeichnen sich dagegen durch Rivalität im Konsum und durch die Möglichkeit des Ausschlusses. So kann bspw. ein Brot, das die Person A verzehrt hat, durch niemand anderen mehr gegessen werden, und zudem hat Person A die Möglichkeit, andere Personen vom Verbrauch des eigenen Brotes auszuschließen.

Klassisches Beispiel für ein öffentliches Gut ist ein Leuchtturm: Ist dieser einmal errichtet worden, kann niemand von dessen Nutzung ausgeschlossen werden. Die Nutzung des Turms durch eine Person verhindert nicht den Gebrauch durch andere Personen. Bei öf-fentlichen Gütern besteht aufgrund deren Merkmale die Gefahr, dass eine private Bereit-stellung des Gutes unmöglich ist. Kann niemand vom Nutzen ausgeschlossen werden, so ist es für Individuen irrational zuzugeben, dass sie einen Gewinn aus dem Gebrauch des Gutes ziehen und damit bereit wären, für das Gut einen Preis zu zahlen. Vielmehr er-scheint es rational, den Nutzen zu leugnen, da man die positiven Effekte (Gebrauch des Leuchtturms) auch erzielen kann, ohne sich im Nachhinein an den Kosten der Erstellung beteiligen zu müssen. Daraus resultiert das Problem, dass an sich gewünschte Güter (Zahlungsbereitschaft ist primär vorhanden) in einer reinen Marktwirtschaft ohne staatliche Eingriffe nicht erstellt werden, da private Anbieter keine Aussichten auf eine Kostende-ckung haben. Den erstellten Leuchtturm können alle nutzen, also auch diejenigen, die nicht zahlen. Es ist unmöglich, bspw. beim Vorbeifahren eines Schiffes einzeln zu prüfen, ob es sich um einen Nichtzahler handelt, um gegebenenfalls das Licht dann auszuschalten. Insgesamt verursacht das Problem der öffentlichen Güter in einer reinen Marktwirtschaft volkswirtschaftlich verfehlte Entscheidungen: Durch das Unterbleiben einer privaten Erstellung wird eine Erhöhung des volkswirtschaftlichen Nutzens verhindert, obwohl primär eigentlich ein Tausch von Geld gegen den Bau eines Leuchtturms gewünscht wäre. Deshalb wird darin eine Legitimation für staatliches Handeln gesehen: Zwar kann der Staat auch nicht verhindern, dass Individuen ihre eigentlichen Präferenzen nicht offenbaren, doch stehen ihm andere Instrumente zur Sicherstellung einer Finanzierung offen. So kann der Staat etwa über Steuern die Bürger zwingen, sich an den Projekten zu beteiligen. Insofern kann der Staat dadurch versuchen, die volkswirtschaftlich verzerrten Entscheidungen, die eine rein private Steuerung verursacht, auszugleichen.

Empirisch zeigt sich, dass kaum Güter genau einem der genannten Extrempunkte (öffentliches bzw. privates Gut) entsprechen. Samuelsons polare Differenzierung ist deshalb seitdem Gegenstand andauernder Diskussionen. Private und kollektive Güter stellen jeweils nur die Endpunkte eines Kontinuums dar. Bei den meisten Gütern liegen sowohl Eigenschaften eines privaten wie auch eines öffentlichen Gutes vor. Auch Buchanan beschäftigte sich mit dem Problem der bipolaren Unterscheidung. Seine Intention war es, eine Theorie zu finden, die das gesamte Spektrum von Eigentumsrechten an privaten Gütern bis hin zu kollektiven Aktivitäten abdeckt. Diese Lücke versuchte Buchanan mit der Theorie des Clubs zu schließen. Gegenstand der reinen Theorie des Clubs sind Zusammenschlüsse von Individuen mit dem Zweck der gemeinsamen Bereitstellung und gegebenenfalls des gemeinsamen Konsums von speziellen Kollektivgütern. Der Organisationszweck besteht darin, Leistungen für Mitglieder zu erbringen, Nichtmitglieder werden vom Konsum der so genannten Clubgüter ausgeschlossen. Buchanans Vorstellung entsprach es zu zeigen, dass Clubgüter oftmals zu Unrecht vom staatlichen Sektor als öffentliche Güter bereitgestellt werden. Es würden sich auch ohne Hilfe des Staates Individuen finden, die sich zusammenschließen, um diese Güter zu produzieren.

2.2 Kennzeichen von Clubs

In unserer Gesellschaft finden sich viele Beispiele für Clubs, man denke nur an die zahlreichen Sportclubs. Grundsätzlich gilt als Club eine freiwillige Gruppe, die gemeinsam Nutzen aus der Kostenteilung der Bereitstellung eines unteilbaren Gutes ziehen. Die Vielfalt von Clubs ist sehr groß, jedoch gibt es die nachfolgenden spezifischen Merkmale, die solche Gemeinschaften kennzeichnen (vgl. Zintl R., 1993, S. 89ff.):

Es handelt sich um Gebilde mit einer klaren Innen-Außen-Differenz in der Wahrnehmung der Akteure und in der Art und Dichte der Interaktion. Clubs sind nicht nur ein statistisches Aggregat und auch keine Aggregationsfolge individueller Nachbarschafts- oder Interaktionspräferenzen. Zudem haben Clubs einen spezifischen Zweck, so dass die Mitglieder des Clubs angeben können, warum sie sich zusammengeschlossen haben. Deshalb ist ein Club durch ein klar definiertes Ziel charakterisiert. Im Unterschied zu Familien- oder Freundeskreisen handelt es sich bei dem Clubzweck um keine umfassende Lebensform, sondern um einen zumindest teilweise abgegrenzten Zweck. Die Aufgabenbestimmung und Finanzierung erfolgt primär durch die Mitglieder und deren Beiträge. Die innere Beziehung zwischen den Clubmitgliedern ist besonders dicht (insbesondere dichter als bei förmlichen Organisationen). Sie ist jedoch nur zum Teil formell geregelt; sogar die Mitgliedschaft muss nicht notwendigerweise schriftlich fixiert sein. Wesentlich für Clubs ist zudem das Merkmal, dass niemand den Beitritt in solch eine Gemeinschaft erzwingen kann (kein freier Eintritt), sowie dass niemand in sie hineingezwungen werden kann (freier Austritt).

<u>Zusammenfassend kann daher folgendes festhalten werden:</u>

Kennzeichnend für einen Club ist, dass sich mehrere Menschen zur Erreichung eines durch sie definierten Zwecks freiwillig zusammenschließen, wobei allseitige Vorteile dadurch entstehen, dass die Mitglieder die Produktionskosten eines Gutes gemeinsam tragen und/oder ein Gut gemeinsam nutzen, von dessen Nutzung andere ausgeschlossen werden können (vgl. Sandler T./Tschirhart J., 1980, S. 1482).

2.3 Eigenschaften von Clubgütern

Die durch den Club angebotenen Güter weisen zwei wesentliche Charakteristika auf. Zum einen handelt es sich um Güter, bei denen in Abhängigkeit von der Nutzerzahl Formen der Konsumrivalität auftreten, wie dies etwa bei Überfüllung der Fall sein könnte, wobei die Effekte bei einer Nutzerzahl vorhanden sind, die jeweils kleiner als das betrachtete Gesamtkollektiv ist. Mit zunehmender Inanspruchnahme steigt die Konsumrivalität immer stärker ansteigt. Allokationsprobleme treten demnach nicht auf, solange die Anzahl der Clubmitglieder klein ist; es besteht dann keine Rivalität im Konsum. Klassische Kollektivgüter sind demnach ein Grenzfall, da dort erst Konsumrivalitäten bei Nutzerzahlen auftreten, die größer als das Gesamtkollektiv sind.

Der Nutzen der Mitglieder hängt von der Anzahl der Mitglieder des Clubs ab und von den Ressourcen, die in den Club eingebracht werden. Zudem ist der Nutzen der Mitglieder abhängig von der Mitgliedstruktur, da nicht alle Mitglieder als gleich anzusehen sind und etwa Unterschiede hinsichtlich ihrer Beanspruchung des Clubs auftreten können. So wird bei einem Tennisclub wohl kaum jedes Mitglied genau eine Stunde in der Woche spielen und genauso pfleglich und sorgsam mit dem Platz umgehen. Zur Veranschaulichung dient folgendes Beispiel:

Vielen Leuten bereitet es Spaß, Tennis zu spielen. Kommt eine einzelne Person auf die Idee, einen Tennisplatz zu bauen, so fällt dessen Nutzen gering aus, da sie schlecht gegen sich selbst antreten kann. Tritt nun ein weiteres Individuum in die Gemeinschaft ein, so kann bereits ein Einzel gespielt werden. Weitere Eintritte ermöglichen bspw. das Spielen eines Doppels oder das Antreten gegen Spieler unterschiedlicher Stärke. Danach ergibt sich ein Bereich, in dem der Nutzen der Mitglieder sich kaum verändert, wie etwa bei der Nutzung des Platzes zu jeweils unterschiedlichen Zeiten, in denen die anderen Mitglieder sowieso nicht spielen würden. Sind jedoch zu viele Mitglieder im Tennisclub, treten Überfüllungseffekte auf, z.B. in Form von andauernd belegten Plätzen, so dass eine Anmeldung für eine Stunde auf dem Tennisfeld schon Tage vorher notwendig ist. Demnach sinkt der durch den Tennisplatz gespendete Nutzen mit zunehmender Mitgliederzahl.

Andererseits wird unterstellt, dass es unproblematisch ist, Individuen sowohl von der Bereitstellung als auch vom Konsum des betrachteten Gutes auszuschließen. Es ist möglich, Clubmitglieder von Nichtmitgliedern eindeutig zu unterscheiden, so dass Nichtmitglieder von den Clubleistungen ausgeschlossen werden können. Da folglich keine Anreizprobleme bestehen, die ansonsten typischerweise bei der Produktion von öffentlichen Gütern entstehen, braucht die Bildung und Existenz von Clubs als Produktions- und Konsumgemeinschaft nicht zusätzlich erklärt zu werden. Clubs können von der Anreizsituation her als eine Form einer unproblematischen Kooperation angesehen werden (vgl. Zintl R., 1993, S. 91). Bei Clubgütern handelt es sich insofern um eine Sonderform kollektiver Güter, bei denen die Zahl der möglichen gleichzeitigen Nutzer beschränkt ist. Wollen zu viele Menschen das Gut gleichzeitig nutzen, können Überfüllungseffekte entstehen.

2.4 Probleme der Theorie

Probleme der Theorie des Clubs, die im Zusammenhang mit der Fragestellung von besonderem Interesse sind, sind die Ein- bzw. Ausschlusskriterien zur Aufnahme von Individuen in den Club, sowie die Möglichkeit der Diskriminierung. Andere Problemfelder, wie etwa die Bestimmung des Umfangs des Clubs, das Niveau der Produktion von Clubgütern oder die innere Ertrags- bzw. Lastenzurechnung, seien an dieser Stelle der Vollständigkeit halber erwähnt, werden aber im Folgenden nicht genauer diskutiert.

Eine Schlechterstellung von Individuen kann daraus resultieren, dass sie höhere Beiträge als andere Mitglieder zu bezahlen haben oder einem Club gar nicht beitreten können. Ein weiteres Problem besteht darin, dass Altmitglieder den Neumitgliedern spezielle Nutzungsauflagen machen könnten oder ihnen ansonsten den Zutritt zu dem Club verwehren. Eine Lösung des Konflikts ist darin zu sehen, dass alle anderen Optionen, bspw. die Gründung eines eigenen Clubs, in dem das gleiche Gut produziert und konsumiert wird, jedem Individuum weiter offen stehen. Ein Individuum tritt nur in einen Club ein, wenn es sich eine positive Nutzensteigerung davon verspricht, während Clubs nur Mitglieder aufnehmen, die ihnen wiederum positiven Nutzen spenden. Dies hätte eine Pareto-Verbesserung zur Folge. Ein Pareto-Optimum zeichnet sich dadurch aus, dass kein Mitglied einer Gesellschaft mehr besser gestellt werden kann, ohne dass eine andere Person gleichzeitig schlechter gestellt wird. Dadurch kann eine Win-Win-Konstellation entstehen, da sowohl der Club als auch das Mitglied vom Zusammenschluss profitieren.

Das Problem der Ein- und Austrittskriterien muss in einer Clubverfassung geregelt werden. Diese Merkmale sind dort festzulegen, oder zumindest ist eine Aussage darüber zu treffen, wer welche Entscheidungsbefugnis über den Ein- oder Austritt hat. Bspw. müssen Regelungen getroffen werden, innerhalb welcher Fristen ein Mitglied den Club verlassen kann bzw. welche Voraussetzungen eine beitrittswillige Person aufweisen muss, um überhaupt Mitglied im Club werden zu können. Deshalb ist zu erwarten, dass sich Individuen mit gleichen Präferenzen zu intern homogenen Clubs zusammenschließen, um ein gemeinsames Ziel zu verwirklichen.

2.5 Zwischenfazit

Bei der Theorie des Clubs geht es um Mischgüter, bei denen das Ausschlussprinzip anwendbar ist, jedoch begrenzte Rivalität im Konsum besteht. Aus der Sicht der Clubtheorie sind öffentliche und private Güter je zwei Grenzfälle mit keiner bzw. voller Rivalität im Konsum. Im Gegensatz zum Grenzfall kollektiver Güter können Clubgüter durchaus privatwirtschaftlich angeboten werden. Prinzipiell stellt die Clubtheorie einen leicht verständlichen Indikator dafür dar, ob gewisse Güter mit Marktmechanismus angeboten werden können, oder ob definitiv eine Zentralisierung verwirklicht werden sollte. Ein Club könnte bspw. gegründet werden, um ein Gut zu produzieren, das jedes Mitglied für sich nicht selbst produzieren kann, bspw. weil die Kosten dafür für den Einzelnen zu hoch wären. Durch Clublösungen werden demnach mehr Güter bereitgestellt, als wenn es nur rein private und rein öffentliche Güter gäbe (vgl. Hohlstein M. et al., 2000, S. 105).

3 Clublösungen in der Organspende

3.1 Begriff des Clubs

Es ist darauf hinzuweisen, dass die nachfolgend verwendete Bezeichnung des Modells als `Club´ begrifflich im Sinne der ökonomischen Theorie des Clubs, die der Arbeit zu Grunde liegt, nicht umfassend exakt ist. Mit steigender Mitgliederzahl kommt es nicht zwangsläufig zu einem Anstieg der Konsumrivalität, vielmehr sind sogar Fälle denkbar, in der sich die Situation der Mitglieder durch einen zusätzlichen Eintritt einer Person verbessert. Dies ist etwa dann der Fall, wenn es sich beim Neumitglied um einen jungen, gesunden Menschen handelt, dessen Wahrscheinlichkeit ein Organ zu benötigen gering ist und er gleichzeitig einem hohen Risiko einer Verunglückung (z.b. aufgrund von Risikosportarten) unterliegt. Im Folgenden wird zur Vereinfachung weiterhin wie in der Literatur der Begriff `Club´ verwendet, wenngleich es sich eigentlich um eine Solidargemeinschaft auf Gegenseitigkeit handelt und die Bezeichnung `Club´ nur in weiterem Sinne zutreffend ist.

3.2 Vorteile der Alternativlösung

Als Vorteile des Modells werden genannt (vgl. Kliemt H., 1993, S. 262; Kliemt H., 1994, S. 25; Gubernatis G., 1997, S.22; Gubernatis G./Kliemt H., 1999, S.5; Hebborn A., 1998, S. 271):

- Der Respekt vor den autonomen Willenserklärungen von selbstverantwortlichen mündigen Bürgern wird Rechnung getragen. Jeder kann selbst entscheiden, welche Lösung für ihn die beste ist.

- Der aufgrund von Knappheit unausweichliche Ausschluss vom Empfang von Organen, geht wenigstens teilweise auf eine eigene Entscheidung zurück, da Personen, die selbst nicht Spender sind, grundsätzlich vom Empfang von Organen ausgeschlossen werden. Insofern ist die Bereitschaft zur Spende ein entscheidender Faktor bei der Rationierung.

- Die Zuteilung entspricht mehr dem Gedanken der Fairness, da bei den drei vorher vorgestellten Lösungen auch Personen, die nicht selbst spenden, den gleichen Anspruch auf ein Spenderorgan haben, wie potentielle Spender. Wer auf die Zuteilung der Organe aufgrund der medizinischen Kriterien besteht, der kann die daraus resultierenden Ungerechtigkeiten nicht verhindern.

- Die Motivation zur Organspende wird gestärkt, da mit der eigenen Spendebereitschaft eine Gegenleistung verbunden ist. Im Bedarfsfall steigt die Wahrscheinlichkeit ein passendes Organ zu erhalten. Deswegen wird ein Anreizsystem geschaffen. Somit besitzt die Lösung, bezogen auf das Organaufkommen, gegenüber den heutigen Regelung klare Vorteile.

- Die Entscheidung über die Organspende wird nicht mehr nur vom Nachdenken über den eigenen Tod geprägt, sondern auch über den Gedanken des Überlebens im Falle einer schweren Krankheit.

- Das Modell steht dem Spender ein Verfügungsrecht an seinen Organen über den Tod hinaus zu, indem er entscheiden kann, was mit seinen Organen nach seinem Ableben passiert. Dies erscheint sinnvoll, da es unserer gängigen gesetzlichen Praxis entspricht, bspw. den Personen ein Recht einzuräumen, ihre Körper im Todesfall für medizinische Zwecke zur Verfügung zu stellen, wobei explizit formuliert werden kann, welches Institut davon Nutzen haben soll.

- Die Entscheidung über den Beitritt in einen Club kann unabhängig von der eigenen finanziellen Lage getroffen werden. Deswegen werden die Entscheidungen nicht aus einer wirtschaftlichen Notlage getroffen.

Eine Einordnung in das bereits in Abbildung 1 verwendete Schema verdeutlicht die Vorteile einer Clubstrategie nochmals:

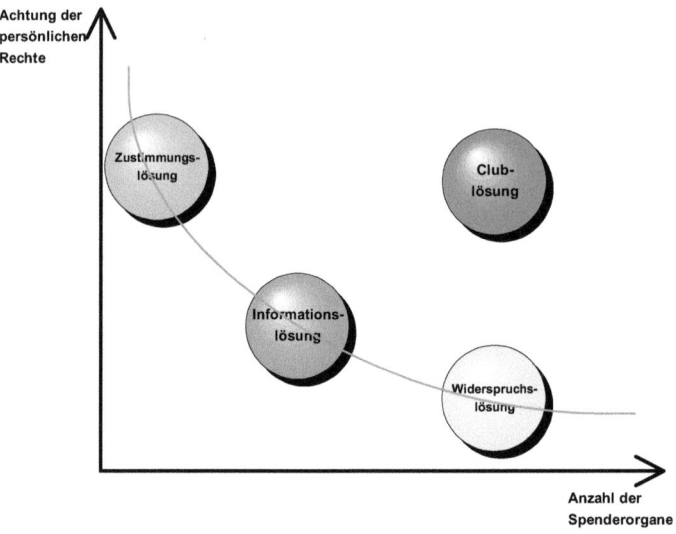

Abbildung 2: Zusammenhang Lösung, Rechte und Organaufkommen II
Quelle: Eigene Darstellung ergänzt nach Breyer F., Kliemt H., Solidargemeinschaft der Organspender, S. 136.

3.3 Private Organisation von Spenderclubs

Ein privater Spenderclub kann durch den Zusammenschluss mehrerer Personen entstehen. Private Clubs hätten den Vorteil, dass die liberale Präferenz, die ein Minimum an staatlicher Tätigkeit fordert, besser verwirklicht werden könnte. Zudem kann dem Leitprinzip der Subsidiarität Rechnung getragen werden, welches fordert, dass alles, was Bürger selbst leisten könnten, sich der Staat nicht zu eigen machen sollte. Die im liberalen Rechtsstaat geforderte Norm des wechselseitigen Respekts und der reziproken Hilfswilligkeit könnte dadurch gestärkt werden (vgl. Kliemt H. 1995, S. 160).

In der Vereinssatzung müssten die Mitglieder klären, mit welcher Intensität sie den Ausschluss von Nichtmitgliedern verfolgen. Dies kann von völliger Exklusivität, die externe Personen vollkommen ausschließt, bis hin zu einer schwachen Prioritätsregel, die weiterhin die Vergabe nach medizinischen Kriterien zulässt und nur im Fall gleicher Eignung

Mitglieder bevorzugt. Zudem wäre denkbar, nach gewissen Kriterien eine Untergrenze für die Eignung des Clubmitgliedes festzulegen und bei Unterschreitung der Schwelle eine Vergabe nach außen zu ermöglichen (vgl. Breyer F./Kliemt H., 1995, S. 142).

Hebborn sieht in einer Cluborganisation nichts anderes als einen Markt für Körperteile zu Transplantationszwecken, bei dem als einziges Tauschmittel die Erklärung der eigenen Spendebereitschaft verwendet wird. Er sieht darin die Gefahr, dass man nur als Organempfänger in Frage kommt, wenn man selbst zur Spende bereit ist. Er schlägt deshalb ein Marktmodell vor, da dann ein Zugang unabhängig von der Spendebereitschaft möglich ist (vgl. Hebborn A., 1998, S. 269).

3.4 Problemfelder der Alternativlösung

Nachfolgend werden die zentralen Problemfelder einer Umsetzung der Clublösung betrachtet (vgl. Breyer F./Kliemt H., 1995, S. 143ff.; Gubernatis G., 1997, S. 25; Kliemt H., 1993, S. 270; Hebborn A., 1998, S. 270, Kliemt H., 1995, S. 157).

3.4.1 Generationenkonflikt

Vereine auf Gegenseitigkeit sind darauf angewiesen, dass das Verhältnis von Leistung und Gegenleistung für die Mitglieder möglichst günstig bleibt, so dass die Anzahl der Organempfänger gegenüber den potentiellen Spendern nicht zu groß werden darf. Problematisch dabei ist, dass die Qualität der Organe mit zunehmendem Alter sinkt, wobei die Wahrscheinlichkeit der Notwendigkeit eines Organempfangs steigt. Daraus resultiert der Konflikt, dass als Mitglieder vor allem junge Personen gesucht werden, die einem hohen Risiko ausgesetzt sind, zu verunglücken (z.B. aufgrund von Risikosportarten), während die Mitgliedschaft eher von älteren Individuen angestrebt wird. Um dieses Defizit zu lösen, könnte etwa der Zutritt nur bis zu einem bestimmten Alter gewährt werden. Dies stellt sicher, dass die Individuen sich schon im jungen Alter für eine Spende bereit erklärt haben müssen, um im höheren Alter, wenn sie einem höheren Risiko der Inanspruchnahme unterliegen, auch empfangsberechtigt zu sein. Zudem wird mit steigendem Lebensalter die Möglichkeit einen aufnahmewilligen Club zu finden, sowieso sinken. Allerdings sind Vorkehrungen zu errichten, die es verbieten, ein Mitglied vom Club auszuschließen. Ansonsten könnten ältere Personen in der Altersklasse, in der sie einem höheren Risiko ausgesetzt sind, einfach vom Club ausgeschlossen werden. Zwar stehen dem Reputationseffekte und das Streben nach einem möglichst großem Organpool entgegen, dennoch besteht ein potentieller Interessenskonflikt zwischen der jüngeren und der älteren Generation.

3.4.2 Clubeinführung

Die Einführung einer Clublösung ist mit zahlreichen Problemen behaftet. Bei der Erstgründung von Clubs würden ältere Personen kaum Zutritt zu den Vereinen finden, zugleich reduziert sich aber der Zugang zu Organen für diese Personen, da ein bestimmter Anteil dann exklusiv vergeben wird. Zudem wird nach der Gründung unterschiedlicher Clubs der Eintritt für junge Individuen in Vereine mit höherem Durchschnittsalter der Mitglieder weniger attraktiv sein, als die Neugründung eines Clubs. Insgesamt kristallisieren sich mit der Zeit Clubs, die nach Altersgruppen geteilt sind, heraus. Damit könnte die von Seiten der jungen Generation immer wieder geäußerte Kritik einer einseitigen Bevorzugung der älteren Bevölkerung teilweise gemindert werden. Sie könnten folglich nur in den Genuss der Leistungen kommen, wenn sie auch selbst potentielle Spender sind. Dem stehen auch etwaige moralische Solidaritätspflichten nicht entgegen. Zwar ist Solidarität gegenüber unverschuldet in Not geratenen Menschen erstrebenswert, doch ist die Nichtzugehörigkeit zur `Gesellschaft wechselseitiger Hilfe´ nicht unverschuldet, sondern vielmehr selbst verursacht worden.

Ein weiteres Problemfeld ist die Identifizierbarkeit von Personen als Spender. Es muss möglichst rasch festgestellt werden können, ob bspw. im Falle eines Unfalls die Organe des Verunglückten zur Verfügung stehen. Empfehlenswert wäre deshalb eine Registrierung aller Clubmitglieder in einer zentralen Datenbank. Im Falle einer möglichen Spende könnte damit sofort überprüft werden, ob es sich um eine spendebereite Person handelt und welchen Club die Person angehört.

Zudem werden Individuen, die nicht über die Praxis informiert sind bzw. zu spät von ihr erfahren haben, um sich einen Club anzuschließen, nicht geschützt. Sie werden damit bewussten Nichtspendern gleichgestellt.

3.4.3 Kosten der Transplantation

Ebenso schwierig erscheint die Diskussion um die Übernahme der Transplantationskosten. Solange es um Bereiche geht, in denen die Gesellschaft selbst finanzielle Mittel sparen kann, etwa bei der Nierentransplantation, bei der die Kosten einer Transplantation geringer sind, als bei der Dialyse, erscheint dies unproblematisch. All diejenigen, die eine grundsätzliche Abdeckung der Kosten von medizinisch sinnvollen Behandlungsverfahren vom Versicherungsschutz fordern, sollten auch wenig gegen eine Kostenerstattung von Transplantationen einzuwenden haben. Allerdings könnten Personen, die gegen die Organspende sind, es grundsätzlich als ungerecht empfinden, wenn sie zu den Kosten der Transplantationen beitragen müssen (etwa durch die Zwangsbeiträge der GKV), obwohl sie solche Verfahren ablehnen. Jedoch wären Transplantationen dann kein Einzelfall, vielmehr ist eine Beteiligung bereits in anderen Fällen, man denke nur bspw. an den Schwangerschaftsabbruch, der keiner einstimmigen Zustimmung unterliegt, ebenso gängig. Um dem Konflikt generell aus dem Weg gehen zu können, wäre es denkbar, dass die Clubs zugleich eine Versicherungsfunktion gegen die Kosten übernehmen und deshalb die Leistung aus den Katalogen der GKV und PKV gestrichen werden könnte.

3.4.4 Mangel und Überschuss an Organen

Unter einer Exklusivitätsbedingung wäre es denkbar, dass Situationen entstehen, in dem im Club selbst Organe zur Verfügung stehen, während es an potentiellen internen Empfängern ermangelt. Es erscheint kaum realistisch, dass innerhalb des Rahmens unserer Rechtsordnung die Organe nicht an externe Personen vergeben werden, nur um das System zu retten. Zudem wäre eine solche `Verschwendung´ knapper Ressourcen volkswirtschaftlich ineffizient und würde die Verpflichtung zur Hilfeleistung widersprechen. Eine Weitergabe nicht club-intern verwendbarer Organe dürfte zudem die Attraktivität des Clubs nicht vermindern, da den Mitgliedern nichts genommen wird. Denkbar wäre bspw. eine Vergabe des Organs an einen anderen Club, der dann wiederum bei eigenem Überschuss dem anderen Club helfen könnte (vgl. Breyer F./Kliemt H., 1995, S. 148). Deshalb widerspricht die Lösung dem Grundsatz der Verpflichtung zur Hilfeleistung nicht, da ein vorhandenes Organ immer verwendet wird; es geht nicht darum, jemanden sterben zu lassen, obwohl die notwendige Ressource vorhanden wäre.

3.4.5 Weitere Defizite

Es wäre möglich, dass die Transplantationsmedizin insgesamt zum Stillstand kommt, wenn ausschließlich diejenigen Personen zur Spende bereit wären, die bereits sicher wissen, dass sie selbst ein Transplantat benötigen. Erst wenn es gelingt, diese Personen zu diskriminieren oder in eigene Clubs zusammenzufassen, wächst der Anreiz für andere Personen, sich Clubs überhaupt anzuschließen. Würden hauptsächlich risikoscheue Individuen versuchen, Clubs beizutreten, besteht die Gefahr, dass im System nicht ausreichend Organe vorhanden sind. Individuen mit unauffälligem Lebensstil sind im Regelfall weniger dem `Risiko´ unterworfen, selbst Spender zu werden. Vielmehr eignen sich besonders jene Personengruppen, die einen unfallgeneigten Lebenswandel verfolgen, bspw. aufgrund von Risikosportarten, besonders als Mitglieder, da ihr Risiko zu verunglücken erhöht ist und sie somit häufiger transplantierfähige Organe liefern.

3.4.6 Umsetzbarkeit der privaten Clublösung

Obwohl eine private Clublösung große Vorteile liefert und die angesprochenen Probleme weitgehend lösbar erscheinen, ist die Realisation solch einer Strategie in der Praxis kaum möglich. Wie gezeigt wurde, käme es zu einer Vielzahl von Clubbildungen, was aber im fundamentalen Widerspruch zum Vorteil eines großen Organpools steht. Es ist daher fraglich, ob es wünschenswert ist, eine Vielzahl von Clubs mit unterschiedlichen Regelungen zu haben. Letztendlich sind die Gewebeverträglichkeit und damit die Größe des Organpools von überragender Bedeutung für die langfristigen Überlebensraten etwa von Nierentransplantaten (vgl. Takemoto S., 1992, S. 834ff.). Zwar ist eine Vergrößerung des Pools durch Clubkooperationen denkbar, doch sind die Transaktionskosten dafür relativ hoch. Zudem könnte das Problem der Diskriminierung durch Clubs ebenfalls schwerwiegend werden, etwa wenn sachfremde Gesichtspunkte bei der Gründung eine tragende Rolle spielen. Wie wäre zum Beispiel zu verfahren, wenn Katholiken einen Club gründen würden, der Anhänger ihrer Religion beim Empfang bevorzugt? Ist es fair, Andersgläubigen den Zutritt zum Club verwehren zu dürfen? Wie muss gehandelt werden, wenn rassistische Motive für Prioritätsregeln ausschlaggebend wären? In solchen Fällen scheint eine staatliche Regulierung sehr wohl angebracht, da Diskriminierungen dieser Art keinen rechtsstaatlichen Respekt verdienen. Noch schwieriger wird die Problematik, wenn man unternehmerische Fehlleistungen privater Clubs mit in das Kalkül einbezieht, etwa dann, wenn dem Club die Anwerbung von jungen Mitgliedern misslingt und den älteren Mitgliedern keine Organe mehr zur Verfügung gestellt werden können, obwohl sie gerade in Erwartung dieser Tatsche sich in jungen Jahren dem Club angeschlossen haben (vgl. Breyer F./Kliemt H., 1995, S. 149f.). Da ihnen wahrscheinlich der Zutritt zu einem anderen Club aufgrund ihres hohen Alters verwehrt bleibt, stellt sich die Frage, ob ein auf diese Art und Weise zu Stande gekommener Ausschluss mit dem Gedanken der Fairness vereinbar ist. Andererseits muss geklärt werden, wie mit Kindern und Personen, die ihren Willen selbst nicht äußern können, verfahren wird. Sollen sie an die Entscheidung ihrer Erziehungsberechtigter bzw. ihres Vormundes gebunden sein, oder ist ihnen ein genereller Anspruch zuzugestehen?

Letztendlich kann man als Ergebnis festhalten, dass die Probleme mit einer privatrechtlichen Organisation von Clubs beträchtlich sind, so dass eine Umsetzung der Idee von privaten Clubs abzulehnen ist. Allerdings bedeutet dies keineswegs den `Tod´ einer Clubidee in der Transplantation, vielmehr muss ein Verfahren gesucht werden, die den negativen Eigenschaften der reinen privaten Steuerung entgegenwirkt und somit dem Gedanken der Fairness mehr Rechnung trägt.

3.5   Öffentlich-rechtlicher Club

Eine Möglichkeit wäre die Einrichtung einer Anstalt des öffentlichen Rechts, die unter staatlicher Aufsicht die Prioritätsregeln des Clubmodells nach vorher festzulegenden Grundsätzen vollzieht. Es ist zu erwarten, dass ein staatlich organisiertes Clubsystem den zu Beginn des Kapitels angeführten Widerspruch zwischen Organaufkommen und Selbstbestimmung bewältigen kann. Anders als bei der derzeitigen Lösung wäre die Bereitschaft zur Organspende direkt mit einer Gegenleistung verbunden, während Trittbrettfahrerei, also der Empfang trotz der Unsolidarität der Nichtspendebereitschaft, vermieden wird. Jeder könnte festlegen, ob er als unbedingter -, Club- oder Nichtspender registriert werden will. Organe unbedingter Spender sollten weiterhin nach medizinischer Indikation vergeben werden und zwar an die gesamte Population, also an Mitglieder sowie Nichtmitglieder, da der Spender keine Einschränkung erklärt hat. Ebenso sollten unbedingte Spender auch Organe von Mitgliedern erhalten können, da sie sich mit der Bereitschaft zur Spende solidarisch gezeigt haben. Organe von Clubmitgliedern werden daneben noch Mitgliedern selbst zur Verfügung gestellt, Nichtmitglieder werden zunächst ausgeschlossen. Legt eine Person explizit fest, dass sie nur für Nichtmitglieder spenden will, erscheint es legitim, ihr auch nur ein Recht an dem allgemeinen Spenderpool zuzugestehen. Zutritt zu dem Club sollte nur gewährt werden, wenn die eigene Bedürftigkeit noch nicht feststeht. Allerdings sollte zu Beginn einer solchen Lösung allen Personen der Zutritt zum Club ermöglicht werden (vgl. Breyer F./Kliemt H., 1995, S. 152ff.). Einziges Problem bei dieser Lösungsstrategie ist die Behandlung von Kindern. Denkbar wäre, ihnen ein generelles Recht am Gesamtpool (inklusive Mitglieder) bis zu einem gewissen Alter zuzugestehen, in dem sie sich dann selbst entscheiden müssen, wofür sie votieren. Andererseits könnte die Entscheidung auf die Eltern übertragen werden. Beide Varianten weisen Vor- und Nachteile auf, so dass eine konkrete Handlungsempfehlung nicht gegeben werden kann, vielmehr gilt es sie politisch und gesellschaftlich zu diskutieren.

3.6 Zwischenfazit

Insgesamt lässt sich somit resümierend festhalten, dass eine private Clublösung wegen ihrer zahlreichen Nachteile abzulehnen ist, während ein staatlich organisierter Verein gemäß dem obigen Muster eine Lösung des scheinbaren Konflikts zwischen Organanzahl und Selbstbestimmung zumindest teilweise ermöglichen könnte und zudem dem Gedanken der Fairness, also der Solidarität für Solidarische, mehr Rechnung trägt als die gegenwärtige Lösung. Somit wäre diese Strategie zu begrüßen. Zu erwarten ist eine Vergrößerung des Pools an Organen, worauf im Bereich der Organspende ein Hauptaugenmerk gelegt wird (vgl. Kliemt H., 1993, S. 270). Es ist grundsätzlich nicht abzulehnen, warum es den Grundwerten einer humanen und zivilisierten Gesellschaft abträglich sein sollte, den einzelnen für vergangene Entscheidungen jedenfalls dann verantwortlich zu machen, wenn die Interessen mindestens eines Individuums unweigerlich geopfert werden müssen (vgl. Kliemt H., 1995, S. 160). Allerdings kann damit das Problem der Knappheit und damit der Gerechtigkeit auch nicht vollkommen gelöst werden. Vielmehr wird dem Streben nach einer bestmöglichen Gerechtigkeit Rechnung getragen, da es unter Knappheit keine absolute Gerechtigkeit geben kann. Eine solche Praxis unterstützt zudem mehr als die derzeitige Lösung die Grundgedanken der Verfassung, da es durch die Förderung der eigenen Entscheidung einschließlich einer eindeutigen Dokumentation die freie Entfaltung der Persönlichkeit und die Wahrhaftigkeit von Entscheidungen fördert (vgl. Gubernatis G., 1997, S. 25).

Die Umsetzung der Lösung sollte nicht durch Transplantationsmediziner erfolgen, sondern durch die Gesellschaft selbst. Somit handelt es sich um eine ureigenste Aufgabe der politisch Verantwortlichen (vgl. Gubernatis G., 1997, S. 36). Gesellschaftstheoretisch und auch philosophisch kann es nicht begründet werden, dass allein medizinische Indikatoren eine gerechtere Verteilung der Spendeorgane garantieren. Hierzu ergänzt Kliemt (Kliemt H., 1993, S. 278):

> **„Wir können genauso gut von einem Primat der individuellen Verfügungs-rechte in der Gesellschaft ausgehen und die Gesellschaft als eine Vereini-gung zum wechselseitigen Vorteil betrachten ...".**

3.7 Club von Lebendspendern

Um den generellen Bedenken gegen einen Organhandel Einhalt zu gebieten, könnte versucht werden, einen Club von Lebendspendern zu gründen. Jedes Mitglied wäre bereit, nach gewissen vorher festgelegten Kriterien als Organspender zu fungieren. Allerdings stellt sich dabei ein zentrales Problem. Bei einem freien Organverkauf kann die Belohnung, d.h. die Bezahlung nach der Organabgabe erfolgen, bei Clubs der Lebendspender sieht die Sachlage anders aus. Die Clubleistung der Absicherung im Falle eines Organversagens wird bereits im Voraus gewährt, so dass diejenigen, die nach den festgelegten Kriterien zur Spende verpflichtet wären, im Falle des Versuchs einer Pflichtentziehung durch polizeiliche Maßnahmen zur Spende gezwungen werden müssten. Obwohl die Lösung bspw. für den Bereich der Nierenspende eine attraktive Möglichkeit darstellt, da ein Leben mit einer Niere ohne Einschränkungen weiter möglich ist, sollte eine liberale Rechtsordnung derartige Verträge genauso wenig wie Sklavenhalterverträge durchsetzen. Eine angemessene Alternative kann der Clubgedanke allerhöchstens für den Bereich der Knochenmarkspende darstellen. Dadurch könnte die Erfassung der Spendebereitschaft merklich erhöht werden. An den Spender ein nachträgliches hohes Honorar zu zahlen, könnte hier zusammen mit dem Pflichtgefühl und sozialem Druck ein ausreichendes Motiv für die Vertragserfüllung sein (vgl. Kliemt H, 1995, S. 162).

4   Zusammenfassung

Die wesentliche Limitation im Bereich der Transplantationsmedizin stellt der Mangel an Spenderorganen dar. Als mitverantwortlich gilt dafür die Tatsache, dass die eigene Spendebereitschaft im eigenen Bedarfsfall keinerlei Vorteile bringt. Das System der Organvergabe, vorgenommen durch Eurotransplant, stellt nach innen bereits einen Club dar, da die verschiedenen Organzentren ihre Organe in einem Pool zusammenlegen und diesen dann verteilen. Allerdings mangelt es der Vereinigung an der Umsetzung des Clubgedankens nach außen, da alle Personen, auch wenn sie selbst nicht Spender sind, Organe erhalten können.

Die drei hauptsächlich diskutierten Alternativen zur Ausgestaltung der Organspende (Zustimmungs-, Informations-, Widerspruchslösung) weisen den grundsätzlichen Konflikt zwischen der Achtung des Willens des Individuums und der Spendebereitschaft auf. Je mehr die Rechte Berücksichtigung finden, umso geringer scheint das Spendeaufkommen zu sein.

Ein viertes Modell, das (private) Clubmodell, kann den Konflikt lösen. Nur wer selbst sich zur Organspende bereit erklärt hat, als sein eigener Bedarf noch nicht feststand, kommt als Organempfänger in Betracht, bzw. hat ein generelles Vorrecht vor allen Nichtspendern. Damit wird mehr als bei der derzeitigen Lösung den Gedanken der Fairness Rechnung getragen. Nur selbst solidarische Menschen können auch auf die Solidarität der anderen bauen. Zudem hätte jedermann ein Recht zur Bestimmung, was mit ihm über seinem Tod hinaus geschieht. Die angesprochenen Probleme mit einer solchen müssen jedoch gelöst werden. Allerdings stellt die Lösung nur einen theoretischen `Königsweg´ dar, in der Praxis ist sie jedoch unbrauchbar. Dem wesentlichen Ziel, einen möglichst großen Pool an Organen bereitzustellen, um bestmögliche Organverträglichkeit zu erzielen, läuft eine Organisation in Kleingruppen entgegen. Eine Kooperation zwischen den privaten Clubs ist durchaus denkbar, so dass der Pool dadurch vergrößert werden könnte. Die Transaktionskosten dafür wären jedoch enorm. Dennoch bedeutet dies nicht zugleich die Unmöglichkeit einer Clublösung, sie muss vielmehr nur anders ausgestaltet werden. Eine Alternative ist das Konzept eines öffentlich-rechtlichen-Clubs, das alle Vorteile einer Cluborganisation mit sich bringt, den zentralen Nachteil privater Clubs aber vermeidet. Jeder kann bestimmen, ob er selbst Spender sein will, oder nicht, und wem er die Organe zukommen lassen will (allen, primär Clubmitgliedern oder nur Nichtmitgliedern). Je nach Spendebereitschaft regelt sich dann auch die Möglichkeit des Empfangs bei eigener Bedürftigkeit.

Ein Clubsystem für die Lebendspende ist mit dem Problem behaftet, dass Personen, die sich der Verpflichtung zur Spende entziehen wollen, kaum dazu gezwungen werden können. Mit unserem Gesellschaftsverständnis wäre ein solches Clubsystem weitestgehend inkompatibel und muss und sollte, wie der Sklavenhandel, gesetzlich nicht gestützt werden. Nur für den engen Bereich der Knochenmarkspende kann eine derartige Lösung als sinnvolle und faire Alternative angesehen werden.

Nicht zu letzt ist eine breite politische Diskussion darüber zu führen, ob die zumindest aus theoretischer Sicht „gerechtere" Lösung auch tatsächlich als „gerecht" durch die Bevölkerung angesehen wird. In einer Forsa-Umfrage im Jahr 2008 gab bspw. nur knapp ein Drittel der Befragten an, dass nur potentielle Spender auch selbst Organe erhalten können sollten (vgl. Umfrage Spenderorgane nur für Organspender vom 17.11.2008, abgerufen unter www.fokus.de).

Literaturverzeichnis:

APLOTE, T.: Die Theorie der Clubgüter, in: Wirtschaftswissenschaftliches Studium (WiSt), 24, 1995, S. 610 – 616

BONUS, H.: Öffentliche Güter und der Öffentlichkeitsgrad von Gütern, Konstanz, 1979

BRENNAN, H.G., LOMASKY, L.: Democracy and Decision, Cambridge, 1993

BREYER, F., KLIEMT, H.: Solidargemeinschaft der Organspender: Private oder öffentliche Organisation?, in: OBERENDER, P. (Hrsg.): Transplantationsmedizin: Ökonomische, ethische, rechtliche und medizinische Aspekte, 1995, S. 135 – 160.

BREYER, F., KLIEMT, H.: Lebensverlängernde medizinische Leistungen als Clubgüter?, in: HOMANN, K. (Hrsg.): Wirtschaftethische Perspektiven I, Berlin, 1994, S. 131 – 158

BUCHANAN, J.M.: An Economic Theory of Clubs, in: Economica 32, 1965, S. 1 – 14

DSO (Deutsche Stiftung Organtransplantation): Informationen der Homepage www.dso.de, abgerufen am 20.07.2010

DUKEMINIER, J.: Supplying organs for transplantation, in: Michigan Law Review, 68, 1970, S. 811 - 866

GUBERNATIS, G.: Solidarmodell – mehr Gerechtigkeit in der Organverteilung, mehr Wahrhaftigkeit bei der Organspende – ein Weg zu multipler Problemlösung in der Transplantationsmedizin, in: LACHMANN, R., MEUTER, N. (Hrsg.): Zur Gerechtigkeit der Organverteilung – ein Problem der Transplantationsmedizin aus interdisziplinärer Sicht, Stuttgart usw., 1997, S. 15 - 37

GUBERNATIS, G., KLIEMT, H.: Solidarität und Rationierung in der Organtransplantation, in: Transplantationsmedizin, 11. Jahrgang, 1999, S. 4 – 13.

HEBBORN, A.: Möglichkeiten und Grenzen eines Marktes für Organtransplantate: Eine konstitutionenökonomische Analyse der Eigenkommerzialisierung menschlicher Organe zum Zwecke der Transplantation, Bayreuth, 1998

KLIEMT, H.: „Gerechtigkeitskriterien" in der Transplantationsmedizin. Eine ordoliberale Perspektive, in: NAGEL, E., FUCHS, C. (Hrsg.): Soziale Gerechtigkeit im Gesundheitswesen. Ökonomische, ethische, rechtliche Fragen am Beispiel der Transplantationsmedizin, Berlin usw., 1993, S. 262 - 276

KLIEMT, H.: Reziprozität und Versichertensouveränität als Leitvorstellung einer Neuordnung des Gesundheitswesens, in: OBERENDER, P. (Hrsg.): Institutionelle Erneuerung des Gesundheitswesens in Deutschland, Baden-Baden, 1993, S. 9 - 31

KLIEMT, H.: Gleichheit und Gerechtigkeit im Gesundheitswesen einer freien und sozialen Marktwirtschaft, in: DANTZER, K. (Hrsg.): Gesundheit als öffentliches oder privates Gut: Ethische Problem der Begrenzung des Wachstums in der Medizin, Rehburg-Loccum, 1994, S. 99 – 111

KLIEMT, H.: Organspende und Organhandel im freiheitlichen Rechtsstaat, in: Neue Züricher Zeitung, Ausgabe vom 30./31. Juli 1994, S. 25

KLIEMT, H.: Die medizinisch-technologische Herausforderung: Ordnungspolitische Aspekte der Transplantationsmedizin, in: THEURL, E., DÉZSY, J. (Hrsg.): Herausforderungen für die Gesundheitspolitik. Beiträge des 15. Hochschulkreises für Gesundheitsökonomik, 25.-27. September 1995, Bildungshaus Kloster Neustift bei Brixen/Südtirol, Innsbruck, 1995, S. 151 - 163

KLIEMT, H.: Rationierung im Gesundheitswesen als rechts-ethisches Problem, in: OBERENDER, P. (Hrsg.): Rationalisierung und Rationierung im Gesundheitswesen, Gräferling, 1996, S. 23 - 31

KLIEMT, H.: Rechtsstaatliche Rationierung, in: KIRCH, H., KLIEMT, H. (Hrsg.), Rationierung im Gesundheitswesen, Regensburg, 1997, S. 20 - 41

KLIEMT, H.: Wem gehören die Organe?, in: ACH, J.S., QUANTE, M. (Hrsg.): Hirntod und Organverpflanzung: Ethische, medizinische, psychologische und rechtliche Aspekte der Transplantationsmedizin, Stuttgart, Bad Cannstatt, 1997, S. 271 - 287

KLIEMT, H.: Gesundheitsversorgung bei Ressourcenknappheit – Ethische Aspekte, in: NAGEL, E., FUCHS, C. (Hrsg.): Rationalisierung und Rationierung im deutschen Gesundheitswesen, Stuttgart, New York, 1998, S. 109 – 114

LINDENBERG, S.: Sharing Groups: Theory and Suggested Applications, in: Journal of Mathematical Sociology, 9, S. 33 - 62

O.V.: Diskussion zum Vortrag von KLIEMT, H.: „Gerechtigkeitskriterien" in der Transplantationsmedizin. Eine ordoliberale Perspektive, in: NAGEL, E., FUCHS, C. (Hrsg.): Soziale Gerechtigkeit im Gesundheitswesen. Ökonomische, ethische, rechtliche Fragen am Beispiel der Transplantationsmedizin, Berlin usw., 1993, S. 262 – 276, S. 276 - 283

O.V.: Umfrage Spenderorgane nur für Organspender, abgerufen unter www.focus.de/gesundheit/ticker/umfrage-spenderorgane-nur-fuer-organspender_aid_349204.html, abgerufen am 13.07.2010, Erscheinungsdatum des Artikels: 17.11.2008

SAMUELSON, P.: "The Pure Theory of Public Expenditure", in: Review of Economics and Statistics 36, 1954, S. 387 – 389.

SANDLER, T., TSCHIRHART, J.: The Economic Theory of Clubs: An Evaluative Survey, in: Journal of Economic Literature, 1980, S. 1481 - 1521

ZINTL, R.: Clubs, Clans und Cliquen, in: RAMB, B.-T., TIETZEL, M. (Hrsg.): Ökonomische Verhaltenstheorie, München, 1993, S. 89 – 117

Gesetzestexte und Richtlinien:

Richtlinien zur Organtransplantation gemäß § 16 Abs. 1 Nrn. 2 u. 5 TPG in der Fassung vom 28.02.2003, zuletzt geändert durch Beschluss des Vorstands der Bundesärztekammer vom 23.02.2007

Transplantationsgesetz (TPG) in der Fassung der Bekanntmachung vom 4. September 2007 (BGBl. I S. 2206), zu letzt geändert durch Artikel 3 des Gesetzes vom 17. Juli 2009 (BGBl. I S. 1990)